AF299453

RECHERCHES

SUR L'ÉTAT DU CŒUR DES FEMMES ENCEINTES

OU RÉCEMMENT ACCOUCHÉES

DE LA DILATATION DU CŒUR DANS LA GROSSESSE

ET LES SUITES DE COUCHES

Par le Dr Maurice LETULLE

Interne (médaille d'or) des hôpitaux.

I. — CONSIDÉRATIONS PRÉLIMINAIRES.

Les chiffres ont, dit-on, leur éloquence.

Nous voulons, par le simple tableau suivant, montrer, à titre d'introduction, le résultat de cinq autopsies de femmes récemment accouchées et d'une de femme gravide à terme.

Le poids moyen d'un cœur normal de femme adulte non enceinte varie, d'après les auteurs, de 220 *à* 230 *grammes*.

Voici le résumé de six observations recueillies par nous depuis trois ans ; dans ces cas toutes les malades étaient arrivées à terme :

	Poids du cœur.
Obs. I. — 45 ans. Insertion vicieuse du placenta. Mort subite au moment du travail........................	250 grammes.
Obs. II. — 30 ans. Eclampsie. Mort au bout de 3 jours après accouchement........................	250 —
Obs. III. — 26 ans. Périencéphalite diffuse, syphilis. Mort au 10e jour........................	220 —
Obs. IV. — 23 ans. Péritonite puerpérale. Mort au 19e jour........................	255 —

	Poids du cœur.
Obs. V. — 28 ans. Péritonite. Mort au 14ᵉ jour. . . .	190 grammes.
Obs. VI. — 20 ans. Péritonite. Mort au 6ᵉ jour.	215 —

Le *poids moyen* de ces *six* cœurs est de 233 *grammes*.

Par conséquent, il dépasserait de *trois* grammes le poids moyen du cœur normal de la femme adulte non enceinte.

Si nous entrions dans le détail, nous remarquerions que trois de ces femmes enceintes avaient un cœur petit (190, 215, 220 grammes), et que d'autre part, dans l'observation I, la femme avait dépassé l'âge adulte ; enfin dans l'observation II, la malade succombait à l'éclampsie. Or il est acquis que le cœur est souvent hypertrophié chez les femmes gravides dont les reins sont altérés.

Dans les six observations précédentes il n'existait pas de lésions cardiaques appréciables à l'œil nu.

Anatomiquement parlant, l'hypertrophie physiologique du cœur dans la grossesse n'est donc pas aussi absolument constante qu'on le dit encore, puisque le hasard nous a fait assister à une première série de trois observations où le cœur était au-dessous de la moyenne normale, et à une deuxième série de trois autres faits où l'hypertrophie du myocarde oscillait entre 20 et 25 grammes.

Si l'on s'en rapporte, d'autre part, aux signes objectifs fournis par le cœur vivant, on est frappé de noter des modifications très appréciables dans le fonctionnement de cet organe. Comme nous allons le voir bientôt, la pointe du cœur se dévie, la matité précordiale augmente d'une façon souvent considérable. Quelles sont donc les raisons de cette fréquente discordance entre les résultats fournis par l'examen clinique du cœur et par l'évaluation anatomique de son poids après la mort ? Nous croyons en avoir établi, avec quelques auteurs, deux d'une importance capitale et que nous résumons ici de la façon suivante : 1ᵒ le cœur peut, dans certains cas, être soulevé par les masses abdominales anormalement déplacées sous la pression de l'utérus gravide ; 2ᵒ l'hypertrophie physiologique du cœur dans la grossesse se complique fréquemment d'une *dilatation* variable et temporaire de ses cavités droites.

Le premier point, accepté sans conteste en Allemagne par Gehrard, Friedreich et d'autres, ne jouit pas d'une grande considération chez nous où l'hypertrophie règne encore sans conteste. Cependant, sans vouloir accepter d'une façon exclusive l'opinion de Gehrard qui considère le [soulèvement du cœur par la courbure exagérée du diaphragme comme la cause unique de son apparente hypertrophie, il nous semble que cette *voussure* du diaphragme existe quelquefois, sinon dans tous les cas. Nous avons pu l'établir une fois entre autres d'une manière indiscutable.

Voici le fait aussi résumé que possible :

Il s'agit d'une femme de 30 ans, arrivée au terme de sa grossesse. Elle entre à l'hôpital Saint-Antoine en pleine attaque éclamptique. L'utérus est énorme; il touche l'appendice xiphoïde : hydramnios. Le foie paraît soulevé par les masses abdominales : sa matité supérieure atteint le 4ᵉ cartilage costal droit à son insertion sternale.

Le cœur paraît également soulevé : *la pointe bat dans le 3ᵉ espace intercostal*, à 8 cent. de la ligne médiane. La matité transversale mesure 7 cent. 1/2.

Le lendemain, elle est accouchée au forceps. Nous la voyons 6 heures après sa délivrance : *la pointe du cœur bat maintenant dans le 4ᵉ espace*, à 8 cent. de la ligne médiane. La matité transversale du cœur, mesurée aux 2ᵉˢ espaces, comme hier, n'a plus que 6 cent. La matité du foie n'a pas changé.

La femme meurt au 3ᵉ jour (v. obs. II du tableau précédent). Son cœur pèse 250 gr. L'épaisseur du ventricule gauche = 13 millim.; le ventricule droit = 5 millim., et la paroi interventriculaire = 15 millim.

Ce cas est donc aussi probant que possible. Aussitôt après l'accouchement, le cœur, peu hypertrophié, s'est abaissé d'un espace intercostal, et sa longueur approximative mesurée par la matité transversale a diminué de 1 cent. 1/2 : disons mieux, le cœur s'est abaissé avec le diaphragme et s'est trouvé par suite moins exactement appliqué contre le sternum.

Le deuxième point à élucider consiste dans l'hypothèse d'une dilatation temporaire du cœur pendant la grossesse. Cette hypothèse nous a été suggérée par un nombre imposant de cas où nous constations tous les signes cardiaques de l'anémie, et en outre par l'existence très fréquente chez les femmes grosses du *pouls veineux jugulaire*. Cette idée de la dilatation du cœur dans la grossesse est déjà défendue en Allemagne par Fritsch (1) qui considère les oreillettes et le ventricule droit comme dilatés. De même Löhlein croit que le cœur droit est surtout dilaté dans les cas où la respiration est gênée, lors de distension abdominale considérable par exemple.

Nous espérons démontrer dans les pages suivantes la fréquence de cette dilatation, qui s'unit ou non, selon les circonstances, à l'hypertrophie physiologique du cœur pendant la grossesse.

Nous pouvons donc dès maintenant entrer directement dans l'exposition des faits relevés par nous dans nos propres observations. Elles nous serviront à établir une théorie pathogénique de l'augmentation de volume du cœur dans la grossesse.

II. — RECHERCHES CLINIQUES. MATITÉ PRÉCORDIALE ; SITUATION DE LA POINTE DU CŒUR ; REFLUX JUGULAIRE ; SOUFFLES VASCULAIRES ET CARDIAQUES.

Nos recherches cliniques ont porté sur 26 femmes, dont 8 enceintes à terme (quelques-unes même en plein travail, 4 sur 8), et 18 autres récemment accouchées.

Nos investigations avaient surtout en vue d'établir : 1º *L'étendue et les modifications* de la *matité précordiale* chez la femme gravide ou accouchée.

2º Les indications que peut fournir la *mensuration* du cœur, dont l'*hypertrophie* admise classiquement par un nombre imposant d'auteurs ne nous paraissait pas constante, pièces anatomiques en mains, ainsi que nous venons de le voir.

3º Soupçonnant l'existence d'une *dilatation cardiaque* fréquente, sinon constante, chez les femmes enceintes à terme, nous voulions rechercher par quels signes stéthoscopiques cette dilatation du cœur pourrait être reconnue. Pour y arriver, nous avons eu recours à l'étude des *bruits du cœur* et à l'examen des *vaisseaux veineux du cou*.

---

(1) V. Porak. Grossesse et maladies du cœur. Thèse agrég., 1880.

I. — *Matité précordiale.* — Tout en tenant compte du soulèvement possible du cœur par l'utérus gravide, soulèvement qui aurait pour conséquence un rapprochement plus exact du cœur contre la paroi thoracique, nous avons voulu suivre les modifications de *la matité précordiale :* nous nous sommes décidé à percuter le cœur *au niveau dés 3° espaces intercostaux,* en plein ventricule, et à mesurer la ligne de matité ainsi obtenue. Nous avions établi au préalable que la *matité transversale* du cœur normal (M. T. sur nos tableaux) chez la femme adulte oscille entre 5 centimètres et 6 ou 7 au maximum.

Nous ne connaissions pas encore un procédé très simple et aussi exact qu'on peut l'espérer, employé par notre cher et bon maître M. Constantin Paul, pour la mensuration du cœur malade.

Ce procédé nous a fourni depuis lors des indications précieuses, toutes confirmatives des résultats que nous avions obtenus au préalable par la percussion transversale de la région précordiale.

Or, sans entrer dans de trop amples détails qui seraient ici superflus, nous avons établi : « que *dans tous les cas,* qu'il s'agisse d'une femme enceinte à terme, en travail, ou récemment accouchée, la *matité précordiale transversale est plus ou moins notablement augmentée* », ainsi qu'on peut s'en rendre compte sur nos tableaux. (V. série A. et B.)

En effet, chez la femme enceinte le *maximum* de cette matité précordiale a été de 10 *cent.*, le double de l'état normal, et le *minimum de 7 cent.* 1/2. Ce minimum dépassant encore le maximum admis chez la femme adulte, non gravide. Malgré toute l'aridité des chiffres et le vague des *moyennes,* ici la moyenne a son importance :

La matité précordiale a donné *en moyenne* chez les femmes enceintes 8 *cent.* 1/2.

Cette moyenne est intéressante surtout parce qu'elle nous permettra de comparer avec les moyennes suivantes.

Chez les femmes *accouchées récemment,* nous avons mesuré la matité du cœur : 1° aussitôt après l'accouchement (de quelques minutes jusqu'à quinze ou vingt heures), et dans ces cas également nous avons *toujours*, sauf une fois (obs. XVII), constaté une *augmentation notable de la matité du cœur*, le maximum de la M. T. a été 9 *cent.* 1/2 et *la moyenne* a donné un *peu plus de 7 cent.* 1/2 (7,8), tandis qu'*une seule fois* sur ces 17 cas la M. T. est restée normale (obs. XVII).

Enfin nous avons encore percuté le cœur de ces femmes au moment de leur sortie de l'hôpital, qui variait entre sept et douze jours, et là encore nous avons pu établir que chez *toutes* les femmes qui avaient été examinées *avant* l'accouchement, la *matité du cœur avait diminué au moment de leur sortie.*

Cette diminution de la matité précordiale variait entre 1 et 2 *cent.* 1/2. (V. série A.)

Enfin, détail intéressant, chez presque toutes les femmes qui avaient pu être examinées *aussitôt après leur délivrance* (13 sur 15) et observées de nouveau à leur sortie, *la matité du cœur avait notablement diminué.*

Le maximum a été en effet de 8 *cent.* et *la moyenne* d'un *peu plus de 6 cent.* 1/2 (6,8).

Tandis que la moyenne chez ces mêmes femmes, aussitôt après la délivrance, avait été, comme nous l'avons vu, de 7 cent. 1/2 (7,8).

Le tableau ci-joint permettra de suivre sans peine cette décroissance graduelle de la matité.

La matité précordiale chez la femme adulte et

NORMALE.	GRAVIDE à terme.	ACCOUCHÉE	
		APRÈS LA DÉLIVRANCE.	A LA SORTIE.
Maxim. Moyenn. 6 à 7 5 1/2	Maxim. Moyenn. 10 cent. 8 1/2	Maxim. Moyenn. 9 1/2 7,8	Maxim. Moyenn. 8 6,8
Les *moyennes* sont donc : c. norm. — 5 1/2		Gravides : à terme.......... 8 1/2 après délivrance.... 7,8 à la sortie........ 6,8	

Conclusion légitime : 1° la *matité précordiale* est *ordinairement*

augmentée chez la femme enceinte, mais cela dans des proportions variables.

2° *Elle décroît rapidement* puisqu'elle paraît déjà moins considérable *aussitôt après la délivrance.*

L'observation VI (série A) est un exemple remarquable
de ce fait : 13 heures après l'accouchement la M. T. était di-
minuée de 1 cent. et dix jours après cette M. T. avait perdu
encore 1 cent. 1/2.

3° *Plusieurs jours après l'accouchement,* lorsque la femme
quitte l'hôpital, la M. T. n'est pas encore revenue tout à fait à
la moyenne normale (5,5), mais elle s'en rapproche (6,8).

Ce premier point est donc acquis : *la matité précordiale augmente sous l'influence de la grossesse.* Mais faut-il conclure de là à
l'hypertrophie constante du cœur dans la grossesse? C'est ce
point que nous allons éclaircir par la suite de nos recherches.

II. — *Choc de la pointe du cœur.* — A *l'état normal* chez la
femme adulte de 18 à 30 ans, la pointe du cœur normal bat dans
le 4° ou le 5° esp. int. gauche *à* 6 ou 7 1/2, *maximum* 8 *cent.*, de
la ligne médiane. C'est une donnée que nous avons pu établir
sans peine lorsque nous nous occupions de la description du
procédé de mensuration du cœur dû à M. le Dr Constantin
Paul (mémoire inédit).

Or, *chez toutes nos femmes enceintes,* la pointe du cœur battait
à 8 1/2 ou 10 *cent.* (maximum 11 cent.) de la ligne médiane.

De même chez toutes nos femmes examinées quelques heures
après l'accouchement, la pointe du cœur battait encore à 9 ou
10 cent. de la ligne médiane.

Il nous paraît donc indiscutable que la *pointe du cœur*, dans
la grossesse, est *déplacée vers la gauche* et gagne la ligne axil
laire.

Mais, fait non moins indiscutable, ce *déplacement persiste
encore quelques heures après l'accouchement.* Quant au retrait de
la pointe qui suit probablement alors la diminution de matité
précordiale, c'est une recherche difficile lorsque les seins sont
gorgés de lait. Nous n'avons pu la tenter d'une façon régu -
lière.

Le déplacement persistant de la pointe vers la gauche après l'accouchement semble un argument précieux en faveur de *l'hypertrophie du cœur*. Nous verrons bientôt ce qu'on doit en penser. Contentons-nous pour l'instant de rappeler que le professeur Potain insiste sur le *déplacement de la pointe du cœur à gauche dans les dilatations du cœur droit* d'origine gastro-hépatique.

Ces deux indications, augmentation de la matité précordiale d'une part, de l'autre déplacement de la pointe du cœur vers la gauche, remarquables par leur fréquence, appartiennent autant peut-être à l'hypertrophie du cœur qu'à sa dilatation.

Avec ces deux données seules, il nous serait impossible de conclure affirmativement dans un sens ou dans l'autre : elles prouvent, en somme, *l'augmentation du volume* du cœur dans la grossesse.

III. — *Reflux jugulaire*. — Nous avons eu forcément recours à d'autres signes : un, entre autres, nous avait frappé à plusieurs reprises, longtemps avant que l'idée de ces recherches ne nous fût venue ; c'est le *reflux veineux jugulaire* si évident parfois dans le cours, et le plus souvent, à une période avancée de la grossesse.

Ce reflux veineux jugulaire, rattaché par certains auteurs à *l'anémie de la grossesse*, nous surprenait lorsque nous le rencontrions, ce qui nous est arrivé maintes fois, chez des femmes vigoureuses et nullement anémiques, au moins en apparence.

Afin de savoir à quoi nous en tenir sur la fréquence relative de ce signe, nous l'avons recherché avec soin sur 25 des femmes que nous avions soumises à notre examen. A notre grande surprise, sur les 8 femmes gravides que nous avons pu examiner avant leur accouchement, soit avant, soit pendant le travail, 7 présentaient le reflux jugulaire le plus manifeste, chez une seule il faisait défaut.

De même sur 17 femmes venant d'accoucher, nous l'avons noté, plus ou moins accusé, 15 fois. Encore l'une des deux femmes où il manquait après la délivrance (B..., obs. XIV) le présentait-elle douze jours après son accouchement, au moment de quitter l'hôpital. Ces proportions 7/8 et 15/17 sont assez éloquentes par elles-mêmes : elles se passent par conséquent de commentaires.

Ajoutons néanmoins, pour mettre en lumière toutes les données du problème, que le reflux jugulaire recherché sur 7 accouchées à leur sortie de l'hôpital persistait aussi net qu'au moment de leur entrée.

Ainsi donc, une période de sept à douze jours n'avait pas suffi pour faire disparaître ce signe révélateur d'une *dilatation de l'orifice tricuspide*, dont l'origine devra être discutée plus loin, mais dont l'existence nous parut dès lors incontestable.

IV. — *Souffles vasculaires du cou.* — D'autres phénomènes se joignaient d'ailleurs à ce signe diagnostique. En effet, tout d'abord, un *souffle vasculaire au cou* accompagnait *toujours*, chez nos femmes gravides, le reflux jugulaire. De même chez les femmes récemment accouchées, sur 15 cas où le reflux jugulaire persistait, 12 fois il s'accompagnait d'un souffle dans les vaisseaux du cou.

Dans ces deux catégories de faits le souffle présentait des caractères différents selon les cas ; tantôt il s'agissait d'un souffle unique systolique, ou double ; tantôt c'était un souffle continu avec renforcement ou redoublement diastolique, ou bien encore un vrai bruit de diable, un bruit de rouet, etc.

En somme, autant de signes imputables aux murmures dits anémiques.

V. — *Souffle cardiaque.* — Toutefois là ne s'arrêtaient pas encore les renseignements fournis par les femmes grosses que nous avions à examiner. En auscultant le cœur de ces femmes, nous trouvons un souffle systolique plus ou moins rude à la base du cœur. Ce souffle, abstraction faite des cas où le cœur a pu nous paraître altéré par quelque trace d'endocardite rhumatismale ou puerpérale, offrait ce caractère remarquable d'avoir son maximum à gauche du sternum au niveau du 2º ou du 3ª espace intercostal ; tantôt il s'agissait d'un murmure doux, d'un prolongement soufflant, tantôt d'un souffle rude, râpeux même parfois au point de nous faire croire à un frottement péricardique.

L'existence de ce souffle fut tellement fréquente que sur 8 femmes gravides à terme, 6 l'offraient avec l'un des caractères sus-mentionnés (v. série A), et encore les deux femmes à terme dont le cœur ne soufflait pas avaient toutes deux un reflux veineux jugulaire manifeste (A. III et VII), et l'une d'elles un souffle dans les vaisseaux du cou.

Par contre, chez les femmes accouchées récemment, la fréquence du souffle cardiaque diminue : c'est ainsi (v. série B) que nous n'avons pu relever que 7 fois sur 17 cas l'existence de ce bruit anormal au cœur.

D'autre part, sur 11 femmes en couches quittant l'hôpital, nous avons constaté 7 fois l'existence du souffle cardiaque systolique de la base. En outre, *deux* d'entre elles présentaient des *dédoublements* des bruits du cœur, l'une du 1ᵉʳ, l'autre du 2º bruit, avec quelques irrégularités. Il faut ajouter que ces deux femmes (obs. XII et XVIII) n'avaient pas de souffles cardiaques au moment de leur accouchement. La 1ʳᵉ (XII), avait d'ailleurs été examinée aussitôt après une hémorrhagie de la délivrance traitée par le seigle ergoté.

L'existence du souffle dit *anémo-spasmodique* de la base du cœur est donc très fréquente à la fin de la grossesse (6 cas sur 8). Sa fréquence diminue notablement après l'accouchement (7 fois sur 17). Cependant ce souffle peut persister pendant un certain temps que nous ne pouvons estimer faute de documents; sa fréquence dans les suites de couches s'explique par l'anémie persistante à laquelle la femme se trouve alors si régulièrement exposée.

III.— Pathogénie des dilatations cardiaques de la grossesse.

Nous possédons maintenant un certain nombre de signes

dont la fréquence a été établie par les chiffres et les moyennes données plus haut.

De ces différents phénomènes constatés chez les femmes enceintes à terme ou récemment accouchées, les uns peuvent tout aussi légitimement relever de la *dilatation* du cœur que de son *hypertrophie* ; nous voulons parler de :

1° l'augmentation de la matité précordiale ;

2° l'éloignement de la pointe du cœur à gauche de la ligne médiane.

Les autres signes notés si souvent par nous, ainsi qu'on pourra le voir dans les tableaux que nous établissons à la fin de ce travail, ces autres signes ne peuvent être, en aucune façon, attribués à l'hypertrophie *simple* du cœur : ce sont les suivants :

1° Les souffles anémo-spasmodiques de la base du cœur ;

2° Les souffles vasculaires de la région cervicale ;

3° Le reflux veineux jugulaire.

Les deux premiers peuvent être réclamés à l'actif de l'*anémie gravidique* ; quant au dernier signe, il faut, de toute nécessité, l'attribuer à une *dilatation* du cœur droit, ou tout au moins à une insuffisance de l'orifice tricuspidien. Or, il nous suffira de rappeler ici que notre excellent maître le professeur Parrot (1) admet et démontre que le cœur droit se dilate dans l'anémie.

Il nous paraît inconstestable que cette dilatation du cœur existe à la fin de la grossesse ; nos observations sont trop concluantes à ce point de vue pour que nous entrions dans une discussion minutieuse. Cette opinion ressort des détails qui précèdent.

C'est donc à la *dilatation passagère*, j'oserai bientôt dire *active* du cœur, que nous croyons être arrivé dans cette étude de l'état du cœur à la fin de la grossesse et dans les suites de couches. Tous les signes que nous avons énumérés plus haut ne conduisent-ils pas à cette opinion ? Nous sommes loin cependant

---

(1) Parrot. Murmures cardiaques anémiques. Arch. de médecine, 1866.

Dans ce mémoire, trois observations de femmes en couches viennent à l'appui de la théorie de M. Parrot.

de rejeter l'existence d'un certain degré d'hypertrophie cardiaque dans la grossesse, puisque cette hypertrophie est devenue classique depuis le jour où l'Académie l'a proclamée. Toutefois, nous avons vu, pièces anatomiques en main, que cette hypertrophie cardiaque n'est pas constante, et qu'elle est souvent bien légère. Pour nous, une hypertrophie consistant en 5 ou 10 grammes au-dessus du poids moyen du cœur normal, ne saurait donner lieu par elle-même à des signes aussi accusés que ceux que nous rapportons plus haut. Nous sommes amené à faire entrer en ligne de compte, non seulement le degré souvent si peu considérable d'hypernutrition physiologique du cœur dans la grossesse, mais encore son déplacement possible par refoulement du diaphragme dans la cavité thoracique, et enfin un certain état de *dilatation temporaire des cavités cardiaques*, lésion véritablement capable d'expliquer, à nos yeux, les troubles variés que nous avons passés en revue dans les pages qui précèdent.

En effet, cette *dilatation passagère active* du cœur dans la grossesse ne ressort-elle pas de cette étude? L'augmentation de la matité précordiale, le déplacement de la pointe vers l'aisselle sans abaissement bien notable, le reflux veineux jugulaire, les souffles vasculaires au cou et les murmures cardiaques entendus à la base, tous ces signes ne paraissent-ils pas relever tout naturellement d'une part de la dilatation de l'organe central de la circulation et, d'autre part, de l'anémie gravidique? Oui, nous sommes bien en présence de cette fausse pléthore de la femme enceinte, si fréquente dans nos villes. Et quoi de surprenant si, à mesure que s'approche la période critique de cette *pléthore hydrémique* des femmes grosses, le cœur surmené, mal nourri et par suite *mal hypertrophié*, se dilate progressivement?

Et de même, après l'accouchement, quoi de plus naturel que de voir les signes de l'anémie cardiaque persister, s'accentuer même chez la femme en couches?

Que si l'on accepte cette idée théorique de la dilatation fréquente du cœur, et surtout sinon uniquement, du *cœur droit* à la fin de la grossesse, on s'expliquera sans peine, non seulement les divers phénomènes dont nous publions l'étude succincte au début de ce travail, mais encore nombre d'autres que nous n'avons pas voulu rapporter ici, tels, par exemple, que certains cas d'anasarque aiguë sans albuminurie.

Qu'on veuille bien remarquer que l'hypertrophie physiologique du cœur, admise dans la grossesse par la plupart des auteurs français, n'exclue en aucune façon la possibilité d'une *dilatation consécutive* des cavités cardiaques. Tout au contraire, la dilatation représentera à nos yeux l'expression pathologique des efforts tentés par le cœur condamné à un surcroît de travail par le fait même de la grossesse.

Etant admis que l'hypertrophie plus ou moins légère du cœur gravide peut se compliquer de dilatation de ses cavités sans qu'il y ait pour cela la moindre incompatibilité dans les désordres qui en seront la conséquence, la pathogénie des symptômes s'éclaire largement. Les recherches récentes du professeur Potain et de ses élèves sur les dilatations du cœur droit consécutives aux affections abdominales (foie, estomac, intestin, etc.), ont mis en relief ce que l'on pourrait appeler les *sympathies viscérales du cœur droit*. Les recherches expérimentales du Dr Morel (de Lyon) ont démontré le développement d'une dilatation réelle des cavités du cœur droit sous l'influence des lésions des viscères abdominaux ; en outre elles ont établi le mécanisme de cette dilatation cardiaque : les parois du cœur droit se trouvent forcées par suite d'un excès de pression du sang contenu dans l'artère pulmonaire. L'excitation *née au niveau d'un des différents viscères de l'abdomen* est transmise par le sympathique à la moelle, puis au bulbe, et de là se réfléchit vers les organes cardio-pulmonaires par l'intermédiaire des filets cardiaques du sympathique, ou encore, d'après F. [Frank, par le ganglion premier dorsal.

Cette théorie du professeur Potain sur les cardiopathies d'origine abdominale, confirmée par l'expérimentation, nous fournit aujourd'hui l'explication des faits cliniques observés par nous sur des femmes enceintes ou récemment accouchées. L'utérus gravide qui, de l'aveu de tous les auteurs, révolutionne si profondément tout le système nerveux de certains

sujets, cet utérus et l'œuf qu'il contient, à qui on impute si ju-
dicieusement tant de phénomènes morbides réflexes, voilà la
cause éloignée mais efficiente de la dilatation temporaire du
cœur dans la grossesse : une excitation centripète naît de ce
volumineux organe anormalement développé et bientôt le grand
sympathique abdominal va agir sur les viscères intra-thora-
ciques et particulièrement sur le cœur.

La tension sanguine augmente dans le département de l'artère
pulmonaire par suite du rétrécissement de son champ circulatoire. Conséquence immédiate : excès de tension dans
les cavités droites du cœur, et bientôt dilatation du ventricule
droit. Ainsi se trouvent expliqués le souffle anémo-spasmodique
de la base du cœur, le reflux veineux jugulaire et les murmures anémiques vasculaires du cou.

Dans cet état si complexe qui a nom *gravidité*, à l'anémie qua-
litative et à la pléthore quantitative des femmes grosses vient
s'ajouter un élément perturbateur nouveau qui s'adresse directement au cœur ; nous voulons parler de cette pression exagérée
intra-cardiaque dont la cause, bien qu'éloignée, est persistante :
le cœur cède, et la dilatation temporaire réflexe et par conséquent *active* du cœur droit est ainsi créée.

Quelle que soit la valeur de la théorie que nous exposons
ici, les observations cliniques n'en restent pas moins établies.
Qu'elles aient contribué à étayer l'idée qui nous a servi à les
grouper, ou bien qu'un jour au contraire elles soient utilisées
pour la réduire à néant, peu importe : elles auront pour elles l'au-
torité indéniable de faits positifs recueillis en dehors de toute
idée aveuglément préconçue.

Nous faisons suivre ces considérations des deux tableaux
d'observations qui constituent la base même de ce travail.

Dans le tableau A sont groupées les femmes enceintes à
terme, et dans le tableau B les femmes récemment accouchées.

1er *Tableau* (série A).

Etat du cœur chez huit femmes enceintes.

Nos.	AGE	GROS-SESSE.	ACCOUCHEMENT.	CŒUR.			VEINES jugulaires.
				POINTE.	MATITÉ trans-versale.	BRUITS du cœur.	
I	27 ans.	3ᵉ gross.	a)Douleurs com-mencées à 4 h. matin. Exa-men 5 h. après pend. travail. b) 15 j. après accouchem.	5ᵉ esp. à 10 cent.de la ligne mé-diane.	10 cent. 8 cent.	Forts ; souffle systol. doux. max. in 3ᵉ esp. i. g. Souffle tr. doux. id.	Reflux : souffle doux. Reflux ; souffle persistant.
II	23	3ᵉ gross. à terme.	. . . .	4ᵉ esp. à 9 cent.	9 cent.	Forts ; souffle doux, max. in 2ᵉ esp. i. g.	Reflux léger ; souffle double et redouble au 2ᵉ bruit.
III	29	2ᵉ gross. à terme.	. . . .	4ᵉ esp. à 9 cent.	8 c, 1/2.	Rien.	Reflux jugul.
IV	25	à terme.	. . . , ...	? seins gor-gés de lait.	7 c. 1/2.	Forts; murmure systoliq.doux, max. in 3ᵉ esp. i. g.	Reflux ; double souffle avec redoublement du 2ᵉ bruit.
V	29	à terme.	a). en plein tra-vail. b) 9 j. après.	4ᵉ esp. à 8 cent 1/2.	8 cent. 7 cent.	Léger murmure systolique.	Rien. Rien.
VI	28	5ᵉ gross.	a). A terme, dé-but du travail. b). 13 h. après. c). 10 j. après.	5ᵉ esp. à 11 cent.	9 cent. 8 cent. 6 c. 1/2.	Léger prolonge-ment,1ᵉʳ bruit à la base. Souffle syst. de la pointe (rhu-matisme aigu il y a 6 sem.). Même état qu'à l'entrée.	Reflux léger ; murmure. Reflux très mar-qué. Souffle très mar-qué.
VII	20	1ʳᵉ gross.	A terme. 11 j. après.	5ᵉ esp. à 10 cent.	7 c. 1/2. 6 cent.	Bruits forts, un peu sourds. Très léger souf-fle à la base.	Reflux ; souffle doux.
VIII	24	1ʳᵉ gross.	A terme, pen-dant travail. 7 j. après.	5ᵉ esp. à 10 cent.	7 c. 1/2. 6 c, 1/2.	Bruits sourds, souffle syst. doux à la bᵉ. Souffle doux persiste.	Souffle doux.

2º *tableau* (série B).

Etat du cœur chez dix-huit femmes récemment accouchées.

Nos.	AGE	GROS-SESSE.	ACCOUCHEMENT.	CŒUR.			VEINES jugulaires.
				POINTE (dist. de l. m.).	MATITÉ transv. (pr. aux 3e espac.	BRUITS.	
I	22	2e gross.	Ce matin, 1 h.	5e esp.	9 cent.	Faibles.	Reflux jugul.
II	25	3e gross.	A son entrée à 9 h. du matin.	5e esp. à 10 cent.	7 c. 1/2.	Forts ; lég. souffle syst., max. 3e esp. i. g.	Frémissem. cataire ; reflux jugul.
			A sa sortie (8 j. après).		7 c. 1/2.	Id.	Mêmes signes.
III	25	3e gross.	Il y a 5 h.	5e esp. à 10 cent.	7 c. 1/2.	Forts ; souffle syst. rude; m. 3e esp. i. g.	Reflux léger ; souffle systol. doux.
IV	20	1re gross.	a) Accouchée ce matin 5 h. Examen 13 h. après.	5e esp. à 10 cent.	8 cent,	Forts ; pas de souffle.	Reflux léger ; souffle doux.
			b) 12 j. après.	»	8 cent.	Souffle au 3e esp. i. g.	Bruit de diable.
V	22	2e gross.	Il y a 6 jours.	5e esp. à 10 cent,	9 c. 1/2.	Souffle doux, 3e esp. i. g.	Reflux ; souffle systolique.
VI	19	1re gross.	Il y a 4 heures.	5e esp. à 9 cent.	8 cent.	Pas de souffle.	Reflux ; souffle continu avec renforcem.
VII	23	2e gross.	Il y a 8 heures.	5e esp. à 10 cent.	8 cent.	Souffle doux d. les 2es esp. int. g. et d.	Reflux ; souffle manifeste.
VIII	31	12e gross.	Il y a 16 heures.	5e esp. à 10 cent.	7 cent.	Rien.	Reflux léger ; pas de souffle.
IX	24	Primip.	a) Il y a 4 h.	4e esp. à 10 cent.	7 c. 1/2.	Rien.	Reflux ; pas de souffle.
			b) 7 j. après.	»	»	»	Souffle systoliq. doux.
X	19	1re gross.	Il y a 14 heures.	4e esp. à 8 cent.	7 cent.	Rien.	Reflux ; sans souffle.
			8 jours après.		6 cent.		

| Nos. | AGE | GROS-SESSE. | ACCOUCHEMENT. | CŒUR. | | | VEINES jugulaires. |
				POINTE (dist. de lig. m.).	MATITÉ transv. (prise au 3e esp. int.).	BRUITS.	
XI	21	1re gross.	a) Il y a 2 h.	4e esp. à ?.	8 cent.	Rien.	Reflux léger.
			b) 10 j. après.		6 cent.	Rien.	Frém. cataire, reflux; souffle continu avec renforcement.
XII	29	3e gross.	a) Il y a 14 h. (hémorrhagie, ergot).	5e esp. à 9 cent	9 c. 1/2.	Faibles; pas de souffle.	Reflux; souffle syst. doux.
			b) 11 j. après.		7 c. 1/2.	Dédoublem. du 1er bruit; souffle doux syst. 3e esp. i. g.	
XIII	28	5e gross.	Il y a 6 heures.	4e esp. à 10 cent.	9 c. 1/2.	Léger prolong. du 1er bruit à la base.	Reflux; souffle doux.
			8 jours après.		7 c. 1/2.		Reflux persiste.
XIV	29	?	a) Il y a 18 h.	4e esp. à 9 cent.	7 c. 1/2.	Rien.	Rien.
			b) 12 j. après.		7 cent.	Souffle doux ; mat. 2e esp. i. g.	Reflux jugulaire manifeste.
XV	18	1r gross.	a) 24 h. après.	4e esp. à 9 cent.	7 cent.	Souffle doux ; max. 3e esp. i. g.	Reflux jugulaire
			b) 8 jours après.		5 c. 1/2.	Souffle doux persiste.	Bruit de diable; reflux.
XVI	28	4e gross.	a) 23 h. après.	5e esp. à 9 cent.	8 cent.	Souffle syst. à la pointe (palp. pend. la dern. gross. Pas de rhum). Souffle anémique de la base.	?
			b) 8 jours après.		6 c. 1/2		Souffle systol.
XVII	19	1re gross.	Aussitôt après délivrance.	5e esp. à 10 cent.	5 c. 1/2.	?	Reflux ; souffle doux.

Letulle.

2

| Nᵒˢ. | AGE | GROS-SESSE. | ACCOUCHEMENT. | CŒUR. | | | VEINES jugulaires. |
				POINTE (dist. de l. m.).	MATITÉ transv. prise au 3ᵉ esp. int.	BRUITS.	
XVIII	26	3ᵉ gross.	*a)* 10 h. après.	5ᵉ esp. à 10 cent.	7 cent.	Rien. Bruits forts.	Ni souffle ni pouls vein.
			b) 10 j. après.	»	6 c. 1/2.	Léger murmure syst.,quelques irrégul., déd. du 2ᵉ br.; pas de palp. pend. grossese.	Rien.

CONCLUSIONS.

Nos conclusions seront brèves. Elles peuvent se résumer de la façon suivante :

1. L'hypertrophie physiologique du cœur dans la grossesse n'est pas absolument constante. D'ailleurs, dans un grand nombre de cas, elle ne suffit pas pour expliquer tous les phénomènes relevés souvent à la fin de la grossesse ou pendant les couches.

2. Le déplacement de la pointe du cœur et l'augmentation de la matité précordiale doivent se rattacher, dans certains cas, bien plus au *soulèvement du cœur* par le refoulement du diaphragme qu'à l'hypertrophie du muscle cardiaque.

3. L'hypothèse d'une *dilatation temporaire des cavités du cœur* pendant la grossesse donne la raison des divers signes dont nous avons démontré la fréquence; elle seule permet de comprendre l'apparition du reflux veineux jugulaire, des souffles cardiaques et vasculaires rattachés à l'anémie gravidique.

4. Les divers signes de dilatation cardiaque diminuent souvent après l'accouchement; toutefois ils peuvent persister un temps assez long pendant les couches.

5. La pathogénie de ces dilatations temporaires du cœur dans la grossesse et les suites de couches semble devoir être la

même que celle invoquée par le professeur Potain pour les dilatations cardiaques d'origine gastro-hépatique.

Ici, la *sympathie viscérale du cœur droit* est sollicitée par l'utérus gravide, sous l'influence d'un acte réflexe qui a pour aboutissant le rétrécissement du champ de l'artère pulmonaire et par conséquent l'augmentation de la tension sanguine dans le ventricule droit. Aussi la dilatation du cœur droit sera-t-elle le résultat de ce trouble circulatoire pulmonaire.

6. L'hypertrophie physiologique du cœur gauche se combine donc fréquemment avec la dilatation du cœur droit pour augmenter le volume de l'organe. Lorsque ces deux lésions se compliquent d'un soulèvement en masse du cœur par le diaphragme, les signes physiques sont très accusés et menacent de conduire à des erreurs d'interprétation clinique qu'il est du devoir de l'anatomie pathologique de mettre en lumière.

Paris. — Typographie A. PARENT,
A. DAVY, successeur, imp. de la Fac. de méd., rue M.-le-Prince, 29-31.

www.ingramcontent.com/pod-product-compliance
Ingram Content Group UK Ltd.
Pitfield, Milton Keynes, MK11 3LW, UK
UKHW020150080726
13614UKWH00006B/2501